DE LA

LEUCOCYTOSE

ET DE LA

LEUCOCYTHÈMIE

Mémoire présenté à la Société Impériale de médecine
de Lyon,

Par le Dr L. GUBIAN

Ancien chef de Clinique médicale à l'Ecole de médecine,

Membre titulaire de la Société Impériale de médecine, de la Société

des Sciences médicales, etc., etc.

LYON

IMPRIMERIE DE LOUIS PERRIN

M DCCC LXV

1865

DE LA LEUCOCYTOSE

ET

DE LA LEUCOCYTHÉMIE

OBSERVATIONS ET RÉFLEXIONS

———

Malgré la voie tracée par Virchow dans ses recherches confciencieuses d'histologie pathologique, malgré les principes généraux établis par ses beaux travaux dont la *Pathologie cellulaire* est le réfumé, les contradictions et les obscurités qui environnent la science sont de nature à peu satisfaire un esprit positif.

M. Cruveilhier s'étonne, à bon droit, de voir l'esprit humain rouler sans cesse dans le même cercle de vérités et d'erreurs, les excès du *solidisme* réveillant en quelque sorte l'*humorisme*, et réciproquement. La médecine se débat, en effet, dans un cercle vicieux. L'anatomisme entraîne à la pathologie humorale et à l'anatomie pathologique, le physiologisme conduit au solidisme et à l'action presque exclusive du système nerveux ; c'est la tendance du jour. Il est temps de se ranger à un éclèctisme basé sur l'observation et l'expérience. Il faut, comme le dit très-judicieusement M. P. Picard dans son introduction à la pathologie cellulaire de Virchow, joindre à l'histologie physiologique la notion de la physiologie pathologique.

L'étude des dyscrasies du sang, beaucoup trop négligée ce nous semble, est une des plus importantes en médecine. Depuis plusieurs années j'y ai apporté toute mon attention. Les recherches que j'ai déjà faites sur la cachexie bronzée, ou maladie d'Addisson, et qui ont été publiées dans la *Gazette médicale de Lyon* (1856), m'ont amené à étendre le champ de mes investigations sur une autre dyscrasie, la *leucocythémie*. De nombreuses autopsies faites à l'Hôtel-Dieu pendant mon service de chef de clinique médicale m'ont permis d'établir, entre ces affections, des liens qui les rattachent à la même classe de maladies, tout en tenant grand compte des caractères essentiels qui les différentient.

Réservant pour un travail plus étendu les considérations qui devront embrasser ces deux cachexies, je me bornerai, dans ce mémoire, à présenter quelques réflexions à propos de deux observations de *leucocythémie*.

La question a été assez perdue de vue depuis cinq ou six ans, pour que nous pensions devoir en tracer un historique rapide. C'est en 1845 que Virchow, le premier, établit cette altération du sang, consistant dans une augmentation de proportion des globules blancs, liée à une hypertrophie de la rate, et s'accompagnant d'un état de marasme considérable dû à des hémorrhagies. La même année, Ruller, à l'hôpital Saint-Georges de Londres, Parkes, Walshe, également à Londres, Bennet et Craigie, à Edim·bourg, constataient l'existence de faits semblables. Après le travail très-complet de M. Leudet (*Gazette médicale*, 1853), il n'y a presque plus rien à dire sur l'histoire de cette maladie, que Vogel, par l'analyse chimique et microscopique, M. Barthe, MM. Charcot et Robin, à la Société de biologie, M. Trousseau, à sa clinique, M. Vidal et le professeur Magnus Huss, de Stockholm, ont éclairée d'une vive lumière.

Trente-trois faits de leucocythémie ont été, à notre connaissance, publiés jusqu'à ce jour.

Nous avons dit ce qu'on entendait par *leucocythémie* ou *leucémie*; il importe de définir ce qu'il faut entendre par *leucocythose*.

L'examen microscopique du sang, à l'état normal, fait reconnaître, indépendamment des globules rouges, d'autres blancs, d'un diamètre plus considérable, et en proportion moindre que les premiers. Dans certaines conditions physiologiques comme la grossesse, dans un grand nombre d'états pathologiques, comme la fièvre puerpérale, la fièvre typhoïde, le tubercule, le cancer, etc., les globules blancs augmentent; c'est là la *leucocythose*, qui, dans ses formes simples, est un état passager, oscillant pour ainsi dire, et lié en dehors des conditions physiologiques dont nous avons parlé plus haut, à l'altération de certains organes : les autres éléments normaux du sang demeurent dans les mêmes proportions. Comme l'a dit très-justement M. Trousseau, cette augmentation, essentiellement passagère dans l'état physiologique, essentiellement accidentelle dans la grossesse, dans tous les cas, subordonnée à des conditions non persistantes, ne constitue pas plus la leucocythémie que la présence du sucre dans les vaisseaux artériels & veineux, jusque dans les artères rénales, et quelquefois même dans les urines pendant la digestion, ne constitue le diabète. Seulement, il est permis de supposer que le travail inflammatoire qui se passe dans les organes, et surtout dans les organes glandulaires, prédispose à l'exagération des leucocytes qui, plus tard, se transformant en globules graisseux, serviront au stroma ou au tissu conjonctif des dégénérescences organiques. On trouve la *leucocytose* dans toute la série des maladies compliquées d'irritation ganglionnaire, et dans lesquelles celle-ci n'amène pas la destruction de la substance ganglionnaire: chez les cancéreux, les tuberculeux avec gonflement des ganglions bronchiques ; lorsque l'irritation des ganglions lymphatiques se manifeste, les corpuscules blancs du sang augmentent.

Les recherches histologiques récentes ont, d'ailleurs, démontré l'existence d'une série de petits appareils ganglionnaires, à forme irrégulière il est vrai, qui comme les follicules isolés de Peyer ne sont autre chose qu'un ganglion lymphatique étalé. Il en est de même des corps blancs de Malpighi. Toute irritation portée sur ces appareils est suivie de l'augmentation des globules blancs.

Ayant eu occasion d'examiner par l'analyse chimique et microscopique le sang de plusieurs malades qui, atteints de tuberculisation des ganglions cervicaux, bronchiques et pulmonaires, avaient présenté, de leur vivant, des *leucocytes* dans le rapport moyen de un à trente, j'ai rattaché ce fait à des états inflammatoires des séreuses, révélés à l'autopsie par d'anciennes adhérences des plèvres, du péricarde, du péritoine. En outre, dans un de ces cas, le foie présentait des masses grises ou jaunâtres ; dans un autre, le même organe offrait des concrétions lardacées d'un blanc jaunâtre, délimitées du tissu ambiant. Ces mêmes concrétions se sont rencontrées une autre fois dans la rate, qui n'était d'ailleurs nullement hypertrophiée ; sous le microscope, j'ai trouvé des cellules ratatinées et des corpuscules élémentaires analogues à ceux des tubercules.

Dans une observation semblable, relevée à la clinique de Heidelberg, on a relaté la présence de corpuscules spéciaux dans un pigment particulier : ces corpuscules, presque cristallins, d'une largeur de 1/300ᵉ de millimètre, inaltérables dans les acides nitrique, sulfurique, très-peu modifiés par la potasse caustique, n'ont été trouvés que trois fois sur les douze cas qui nous ont présenté une augmentation de globules blancs, sans modification bien apparente des globules rouges. Dans ces examens, nous nous sommes soumis aux procédés d'analyse indiqués par MM. Virchow, Moleschott et de Pury, de Neufchâtel. Nous ne voyons, dans ces faits, autre chose que des leucocytoses accidentelles.

Une démonstration plus claire encore de la distinction que je tiens à établir entre la leucocytose et la leucémie, peut ressortir de l'analyse critique de l'observation suivante. Le professeur Heschl, de Cracovie, a soigné en 1855 un malade âgé de 68 ans, qui maigrissait depuis deux ans, et éprouvait des dérangements dans les fonctions sensorielles (myopie, étincelles devant les yeux, bourdonnements d'oreilles, surdité). Une contusion violente à la jambe amène une tumeur qui s'ouvrit dans la septième semaine. Cette ouverture laisse bientôt passer des végétations luxuriantes de mauvaise nature, les ganglions inguinaux s'engorgent. Le malade est amaigri, cachectique, dans un état soporeux habituel, délire parfois, a de la sensibilité dans la région du foie et du cœcum, avec peu de fièvre. Mort trois semaines après la formation de la tumeur de la jambe, qui renferme quelques esquilles. A l'autopsie, tubercules dans les sommets des poumons, hypérémie du foie, volume normal de la rate; la capsule est plissée, molle, d'un brun rouge, sans éléments étrangers à l'examen microscopique. Dans tout le système circulatoire sanguin, on trouve de petits coagulums fibrineux rougeâtres, et une grande quantité d'agglomérations jaunes, grisâtres, pois-

seuses, semblables à du pus épais. Celles-ci offraient au microscope une grande quantité de
globules incolores, évalués au tiers des globules
observés, pourvus de plusieurs noyaux et ressemblant à des corpuscules de pus. L'auteur ajoute que
la tumeur de la jambe était un *cancer médullaire*.
Certes, voilà une affirmation dont nous prenons
acte, et qui vient singulièrement amoindrir l'importance du titre de *Leucémie* mis en tête de l'observation. N'est-on pas en droit, après la lecture de cette
esquisse pathologique, de supposer que l'état cachectique tenait à la *diathèse cancéreuse*, qui, comme
toute diathèse, est due à une altération du sang, altération dont un des caractères, appréciable pour
nous, est la leucocytose? Et cependant, l'auteur
regarde ce cas comme un exemple de *leucémie intense*, mais remarquable surtout par le peu d'altération des ganglions lymphatiques et par l'intégrité
de la rate.

Qu'il y ait eu chez ce malade une augmentation
considérable de globules blancs du sang coïncidant
avec la diathèse cancéreuse, et que l'on donne à
cet état le nom de leucocytose accidentelle ou symp-
tomatique, rien ne sera plus exact, mais nous ne
saurions reconnaître là une maladie spéciale, une
leucocythémie essentielle.

Nous n'avons pas besoin de revenir sur la défini-
tion de la *leucémie* pour établir les caractères qui
doivent la faire distinguer de la *leucocytose*.

Pour qu'il y ait *leucocythémie*, il faut que la proportion entre les globules blancs et les globules rouges soit, à peu près, au minimum de 1 à 20. Il ne suffit pas qu'il y ait augmentation de globules blancs, il faut qu'il y ait simultanément diminution des globules rouges, que les premiers se soient substitués aux seconds, si bien que le sang offre une coloration particulière, une teinte plus ou moins blanchâtre.

Depuis les premières expériences de Vogel, on arrive facilement à l'analyse du sang leucémique. Celui qu'on veut examiner est divisé en deux portions : on défibrine une partie de ce sang, sur laquelle on voit surnager, au bout de cinq à six heures, une crême blanchâtre ; et au bout de vingt-quatre heures, on voit généralement cette portion du sang défibriné se diviser en deux couches : la supérieure, d'un blanc laiteux ressemblant à du pus ; l'inférieure, d'un rouge brun. La deuxième portion se coagule comme du sang normal ; le caillot se recouvre d'une couche granuleuse d'un blanc grisâtre, formée par les globules blancs agglomérés. Le sérum n'offre rien de particulier.

Dans la *leucémie*, suivant Virchow, il y a également *hypérinose*, c'est-à-dire augmentation de la fibrine, et en même temps augmentation des éléments du tissu ganglionnaire, une véritable *hyperplasie*. Les éléments cellulaires sont aussi en plus grand nombre dans la lymphe et par conséquent dans le sang, de telle sorte que ces éléments prédominent dans ce liquide et font obstacle à la production des globules rouges. De ces faits, on peut conclure à l'importance du rôle de la rate et du système lymphatique dans la formation et le développement du sang. Le professeur Scherer a même trouvé dans le sang des leucémiques les substances déjà découvertes dans la rate : l'hypoxanthine, la leucine, les acides urique, lactique, formique ; une autre fois des cristaux de tyrosine et de leucine. Les physiologistes et les pathologistes ont fini par admettre que la rate et les ganglions lymphatiques avaient une influence immédiate sur les éléments morphologiques du sang, et qu'en particulier les éléments constitutifs du sang proviennent des corpuscules cellulaires des ganglions lymphatiques et de la rate, qui sont détachés de ces organes et conduits dans le torrent sanguin.

D'après la théorie de Bennet, il n'y aurait dans la leucémie qu'exagération de l'activité fonctionnelle de la rate, et proportion plus considérable des globules incolores, mais non pas substitution de ceux-ci aux globules colorés. Quant à Virchow, qui seul, à notre avis, a donné une description exacte de la maladie, il admet deux espèces ou plutôt deux formes de leucémie : la forme *liénale* et la forme *lymphatique* ; mais nous repoussons comme caractéristique cette prétendue espèce de *leucocythémie lymphatique*, attribuée uniquement à l'hypertrophie des ganglions lymphatiques, la rate gardant sa dimension et sa structure normales, et nous la faisons rentrer dans le cas de leucocytose.

En dernière analyse, l'hypertrophie de la rate, en dehors de toute cause paludéenne, et la diminution des globules rouges coïncidant avec l'augmentation très-accusée des globules blancs, sont essentielles pour constituer cette maladie spécifique, *sui generis*, cette entité morbide à laquelle on a donné le nom de *leucocythémie* ou de *leucémie*, et qui doit fatalement conduire, par des hémorrhagies répétées, les malades au dernier degré de la cachexie et à la mort.

Il est à remarquer, au point de vue de l'étiologie, que presque tous les sujets des observations offraient un tempérament à prédominance lymphatique. Dans l'un des faits que nous reproduisons, le traumatisme a engendré la leucémie chez un individu prédisposé et affaibli déjà par des causes débilitantes ; dans l'autre, des causes morales déprimantes ont manifestement aidé à la dyscrasie, favorisée par une maladie ancienne des glandes lymphatiques.

Ire OBSERVATION.

Claude D..., âgé de 17 ans, d'une constitution affaiblie, à tempérament lymphatique, né à Thel (Rhône), entre le 14 décembre 1857 à l'Hôtel-Dieu (salle clinique médicale, service du professeur Devay). Dans son enfance, alors qu'il gardait les troupeaux, son alimentation a été insuffisante : les légumes, le laitage, quelques fruits la composaient, jamais ni viande, ni vin. Depuis qu'il est ouvrier en soie à Lyon, son hygiène a été à peine meilleure. Il n'accuse pas d'autre maladie antérieure qu'un *purpura hemor-*

rhagica quelque temps avant une chute qu'il fit, il y a six ans, chute du haut d'un arbre, de vingt pieds environ, sur le côté gauche, région splénique : il en résulta une douleur d'abord assez vive, puis sourde, profonde et s'accompagnant bientôt d'une tuméfaction de la rate. Quatre à cinq mois après, à la suite d'une nouvelle chute sur la glace, il éprouva une congestion à la tête; des éblouissements, des vertiges, de la surdité s'ensuivirent, puis survinrent des hématémèses et des selles mélaniques. A partir de ce moment, à des époques plus ou moins éloignées, à quatre, trois et même deux mois d'intervalle, se reproduisent les mêmes accidents, à savoir l'engorgement de la rate, qui augmente considérablement de volume, les vomissements de sang et les selles sanguinolentes, phénomènes suivis du dégorgement de la rate. A cette scène, dont la durée est ordinairement de 24 à 36 heures, succède une période d'anémie qui subsiste les deux tiers du temps qui précède une nouvelle crise.

Les signes de l'anémie sont, en effet, on ne peut plus nettement accusés aujourd'hui : teint blême et pâle, essoufflement, perte des forces, bruit de souffle léger au premier temps et se propageant dans les gros vaisseaux : pouls petit, faible et fréquent, à 96 pulsations. Le jeune malade en est à son sixième séjour à l'Hôtel-Dieu. Les symptômes relatés plus haut ont toujours été identiques : la rate dépasse souvent de 8 à 12 centimètres le bord des fausses côtes. (Des cautères au nombre de six, des vésicatoires, des emplâtres stibiés ont été appliqués sur le siége même du mal; des hémostatiques sous toutes les formes ont été administrés sans succès ; enfin, les préparations martiales ont eu un peu plus d'efficacité pendant la période anémique.) Trois ou quatre examens microscopiques faits à ces différentes époques montrèrent toujours une augmentation sensible des globules blancs, mais sans diminution appréciable des globules rouges.

Au 15 décembre, le malade était en pleine période anémique, la rate débordait les fausses côtes de 9 centimètres; le bruit de souffle dans les gros vaisseaux était intense, le teint jaune terreux, le pouls petit, très-précipité, misérable. — (Julep avec l'ergotine. Pastilles de lactate de fer, demi-portion.)

6 janvier. Même état, faiblesse. — (Potion avec 2 grammes d'extrait de quina, le reste *ut suprà* jusqu'au 25 janvier. Mêmes moyens thérapeuthiques auxquels l'eau de Bussang est ajoutée.)

Le 8 mars, de nouvelles hématémèses apparaissent. (Potion avec 2 grammes d'ergotine et 30 grammes de sirop de ratanhia.)

Jusqu'au 17 avril les hématémèses et les selles mélaniques persistent. (Tisane de houblon et de gentiane, de grande consoude, potion avec eau de Rabel, quinze gouttes.)

Du 17 avril jusqu'au 17 mai, le sang des vomissements et des selles se supprime, les préparations martiales et le quinquina sont administrés sous toutes les formes. L'anémie paraissait diminuer, lorsque, le 18 mai, les hématémèses se reproduisent. (L'eau de Rabel, les pilules de Blaud, le quina, l'eau gazeuse et la glace en font justice.) La période anémique arrive à son tour: un peu d'amélioration et de répit dans la série des phénomènes morbides est amené par la continuité du traitement corroborant et tonique.

Le 27 juillet, le malade sort de l'Hôtel-Dieu pour aller dans un hospice de convalescents. Mais une hématémèse abondante le force à rentrer à la clinique le 18 août. A ce moment, la rate est très-tuméfiée, débordant les fausses côtes de 9 centimètres 1/2 : l'abdomen et surtout la région épigastrique sont tendus et météorisés. (Le traitement hémostatique est repris.)

Les hémorrhagies semblaient céder, lorsque, le 4 septembre, sept crachoirs sont remplis de sang rendu par les vomissements ; une quantité à peu près égale en est rendue par les selles. Les extrémités sont froides, le pouls insensible. Les battements du cœur sont forts, éclatants, les garderobes sont noires, fétides, et elles continuent dans la nuit. (Ergotine. Ratanhia. Glace *intùs et extrà*.)

Les 5 et 6 septembre, les vomissements persistent, les selles diminuent, les battements du cœur sont très-accélérés. Le pouls est à 162. Le ventre est tellement déprimé que l'on sent facilement l'aorte abdominale. La région splénique est également affaissée. L'anémie est extrême. (Fer réduit par l'hydrogène. — Vin de Bordeaux.)

8 septembre. Le malade ne peut rien digérer. Il paraît complètement exsangue ; il est d'une teinte cire vierge. Double bruit de souffle artériel et veineux. (Aux médicaments prescrits on ajoute 0,60 centigrammes de pepsine, en deux fois 24 heures, pour saupoudrer une très-petite quantité de poulet rôti.)

Un peu d'amélioration le 15 septembre.

Le 19 septembre, la rate se gonfle de nouveau. Dans le but d'empêcher sa distension et d'augmenter sa contractilité, on applique successivement cinq vésicatoires au marteau sur la région splénique, et par le derme dénudé on fait absorber 0,002 milligrammes de strychnine à chaque pansement.

Du 8 au 13 octobre, les vomissements de sang se reproduisent avec une désespérante ténacité. Le jeune malade tombe dans un marasme extrême, le pouls devient filiforme, imperceptible : la calorification a subi un trouble profond, les extrémités demeurent refroidies en dépit de tous les moyens mis en usage pour rappeler la chaleur. Enfin, après une très-longue agonie, la mort survint le 21 octobre.

Autopsie le 24 octobre. — A l'ouverture de l'abdomen, on voit une quantité considérable de graisse qui entoure tous les organes. Dans certains points, cette graisse présente plusieurs centimètres d'épaisseur, surtout au niveau de la *vésicule biliaire* qu'elle semble constituer entièrement, et dans laquelle on ne trouve qu'une faible quantité d'une bile poisseuse et noirâtre. Les vaisseaux du *foie* sont dilatés. Dégénérescence graisseuse de l'organe qui est exsangue, mais dont le volume est normal. Quelques éminences blanchâtres dans l'intérieur de l'organe et à sa superficie renferment une matière crétacée ; c'est du tubercule de nouvelle formation.

La *rate* est hypertrophiée considérablement. Elle déborde les fausses côtes de 0,09 centimètres. On l'enlève soigneusement en conservant ses rapports avec l'estomac. On ne trouve aucune disposition vasculaire anormale entre ces deux organes. En enlevant le *foie*, on éprouve une certaine résistance qui provient de nombreuses et fortes adhérences reliant le bord externe et supérieur, la face postérieure de cet organe avec les parois thoraciques ainsi qu'avec le diaphragme. Sur sa surface, la *rate* offre des éminences blanchâtres, ayant de l'analogie avec les dépôts tuberculeux rencontrés sur le foie et adhérents à la capsule splénique ; à la coupe, on voit des marbrures grisâtres mal limitées, plongeant au milieu d'une masse rougeâtre. Dans d'autres parties, l'organe est complètement exsangue et offre la couleur du foie. Ses dimensions sont: 1° pour la longueur, 0,26 centimètres ; 2° pour la largeur, 0,16 centimètres.

L'examen microscopique de la texture de cet organe fait reconnaître une hypertrophie de la trame fibreuse ainsi que de sa coque extérieure, une grande quantité de cellules d'*épithelium pavimentum* à forme polyédrique.

Dans le tissu du cœur on constate une dégénérescence graisseuse. Le sang contenu dans le ventricule droit est louche, demi-fluide, a une couleur rouge brique ; il paraît mélangé à de petits corpuscules blanchâtres et à de petits grumaux qui n'adhèrent nullement aux parois ventriculaires.

Les mésaraïques, les spléniques, la veine porte et la veine cave contiennent un sang identique, avec des gouttes huileuses. Le sang du cœur gauche est d'un noir violacé ; il est poisseux, et offre aussi quelques corpuscules grisâtres, mais en moins grande quantité que le sang du cœur droit.

Les globules blancs (toujours plus visqueux après la mort), nombreux et amassés,—ce qui a toujours lieu lorsque le courant sanguin se ralentit, — sont en partie libres, en partie renfermés dans de petites masses fibrineuses dans lesquelles le microscope fait reconnaître ces petits cristaux losangiques signalés par le professeur Scherer. Un examen plus prolongé montre des globulins de 0,004 à 0,005 de millimètre dans la proportion de 8 à 12 (tandis qu'à l'état normal ils n'existent que de 1 à 2). Quelques globules blancs sphériques, dépourvus de noyaux, granuleux, par conséquent normaux, d'un diamètre de 0,007 à 0,008 de millimètre environ, et une très-grande quantité de globules blancs anormaux, de 0,012 de millimètre, de forme plus polyédrique que sphéroïdale, et présentant le noyau sphérique caractéristique de 0,003 de millimètre, enfin, quelques fines granulations moléculaires, brillantes, apparaissent entre le globule et son noyau. Celui-ci prend une coloration manifestement rougeâtre par l'acide acétique, tandis que les cellules d'épithelium pavimenteux trouvées dans le tissu de la rate (cellules pourvues, pour la plupart, d'un noyau sphérique) ne prennent pas de teinte rougeâtre par l'addition de l'acide acétique. Ce même acide, mis en contact avec les globules dépourvus de noyau, les coagule et les segmente sous forme de deux ou quatre noyaux plus petits.

Ainsi, voilà un jeune homme qui fait, il y a six ans, une chute sur la région splénique. Depuis cette époque, douleurs dans la région, troubles marqués dans la digestion, hématémèses, melæna, se reproduisant périodiquement avec la spléno mégalie et suivie d'anémie profonde. Les conditions étiologiques méritent toute l'attention. C'est bien là un cas de *leucémie accidentelle*, la chute sur la rate ayant, bien évidemment, hâté l'apparition des phénomènes morbides chez un enfant déjà prédisposé à une altération du sang. Elle a été le point de départ de la maladie qui a suivi lentement, mais irrésistiblement, toutes ses périodes jusqu'à la manifestation ultime de la cachexie hémorrhagique. Les lésions révélées à l'autopsie, l'examen microscopique sont trop caractéristiques pour qu'il soit nécessaire d'y insister. Nous remarquerons seulement que ces mêmes recherches microscopiques démontrèrent, aux premières périodes de la maladie, la présence des globules blancs en plus grande quantité, sans diminution appréciable des globules rouges ; — ce n'était alors qu'une leucocytose ; — tandis que l'observation nécroscopique a démontré un abaissement sensible du chiffre de ces derniers globules, coïncidant avec une augmentation considérable du volume et de la quantité des leucocytes, et l'accroissement énorme de la rate. La leucocytose était alors devenue une véritable *leucémie*.

La forme entérorrhagique a été prédominante jusqu'à la mort.

L'observation qui va suivre est un cas peu fréquent de la terminaison par *hémorrhagie meningée*.

IIᶜ OBSERVATION.

Mᵐᵉ X..., âgée de 30 ans, demeurant rue Centrale..., d'une constitution appauvrie, d'un tempérament extra-lymphatique, réglée irrégulièrement, est mariée et mère de deux enfants, tous les deux manifestement strumeux; elle n'a jamais eu la syphilis, mais elle a toujours été sujette, dans son enfance, à des engorgements glandulaires. Elle a un frère et une sœur plus jeunes qu'elle, et qui sont également entachés de scrofulisme. (Ils ont habité dans leur enfance un logement humide et froid.) L'existence de cette femme a été traversée par les épreuves de tous genres. Le 10 mars 1862, elle est prise, quinze jours après ses règles, à la suite d'une violente émotion, d'une hémorrhagie utérine qui se suspend sous l'influence d'un traitement hémostatique (ergotine, ratanhia, limonade sulfurique), qu'il fallut continuer pendant 48 heures. Il y avait trois ans déjà que les digestions se faisaient mal et qu'il existait des alternatives de constipation et de diarrhée. Un peu d'œdème des membres inférieurs, plus marqué aux chevilles, est le seul phénomène qui puisse éveiller notre attention jusqu'au 5 avril, époque où survint de l'hématurie d'abord, avec soif vive, douleur dans la miction. Les urines sanguinolentes peuvent être évaluées à un litre et demi dans les 24 heures. (Décoction de ratanhia en tisane. — 15 gouttes de perchlorure de fer à 30°, dans une potion de 120 gr. — Bains tièdes.)

La dysurie cesse d'abord, et l'hématurie est remplacée 56 heures après son début par de l'entérorrhagie. Le pouls n'avait pas varié de 80 à 90 pulsations depuis les premiers accidents.

(Limonade sulfurique, glace; puis eau de Saint-Alban, et potion avec 20 gouttes d'eau de Rabel.)

Vers le 13 avril, l'intumescence de la rate est manifeste. Cet organe déborde les fausses côtes de trois travers de doigt. Les régions cervicales et sous-maxillaires sont le siége d'une tuméfaction glandulaire en forme de chapelet. Frissons et sueurs. Le melæna a diminué. (Au traitement déjà institué, j'ajoute des pastilles de lactate de fer et le vin de quina.)

Le 16 avril, la malade se plaint d'un point de côté assez douloureux. En palpant et en déprimant la région splénique, on entend comme un froissement et des craquements au niveau de la rate. (Epithèmes émollients et calmants.)

Le 17 avril, l'affaissement est extrême. — Bruit de souffle au premier temps et à la base du cœur, se propageant dans les gros vaisseaux. Le pouls est à 110 pulsations. (Préparations martiales. Limaille de fer fraîchement préparée ; conserve de rose ; quina.)

Sous l'influence de la limaille de fer en poudre fraîchement préparée, et très-bien tolérée par la malade, les signes de l'anémie paraissaient moins accusés, le bruit de souffle semblait diminuer d'intensité.

Le 27 avril, comme le melæna a une tendance à se reproduire et que la région de la rate est très-douloureuse, je prescris une potion avec l'ergotine et le cachou, puis des pilules contenant du tannin associé à l'opium (0,20 centigrammes de chaque en 10 pilules, 2 par jour). Cette dernière préparation fait cesser les selles sanguinolentes et diminue notablement la douleur. — (Vin de quina au malaga, puis au bordeaux.)

Le 3 mai, à la suite d'une nouvelle émotion, il y a un ralentissement graduel du pouls, qui est très-petit et descend à 70 pulsations. Le refroidissement des téguments est très-marqué.

(Bains sulfureux ; potion cordiale ; continuation des toniques.)

Le 5 mai, une selle sanglante se reproduit, les forces diminuent de plus en plus. Cet état, joint à la tuméfaction des extrémités, au volume de la rate, aux hémorrhagies successives qui caractérisaient trop bien une dyscrasie du sang ; cet état, dis-je, me fit entrevoir un cas grave de leucémie dont les premiers symptômes pouvaient remonter à 2 ou 3 ans, époque de l'apparition des troubles de digestion.

A l'aide d'une piqûre faite avec une aiguille fine à la pulpe du doigt, je retire quelques goutelettes de sang. Ce sang est pâle, décoloré, offre des stries blanchâtres. Examiné au microscope, il dénote la présence de globules blancs à noyaux, et que l'acide acétique colore en rouge brunâtre.

En outre, je fais recueillir le sang provenant des garde-robes. Après avoir filtré 15 grammes de ce sang, et après avoir laissé déposer le résidu, nous voyons les globules rouges et blancs se précipiter en deux couches : l'inférieure, formée par les globules rouges en petite quantité, la couche supérieure, blanchâtre, comme puriforme et formée par les globules blancs, bien distincte de la couche crêmeuse du sang chyleux ou du sang purulent. Quelques globulins sans noyau apparaissent sous le champ du microscope, mais il y a une quantité prodigieuse de globules blancs de 0,012 de millimètre environ, ayant tous un noyau de 0,004 de millimètre. L'acide acétique donne aux noyaux une teinte rouge briquetée. On voit enfin des cellules d'épithelium pavimenteux à forme polyédrique.

L'examen répété le lendemain et le surlendemain montre toujours une quantité énorme de corpuscules lymphatiques blanchâtres.

Le 10 mai, je constate de l'engorgement des ganglions inguinaux, lombaires, et sous-maxillaires. En même temps, diminution de la sonorité thoracique et affaiblissement du murmure vésiculaire à la base des deux poumons : submatité très-prononcée en arrière et râles sous-crépitants en haut et en arrière des deux côtés.

Le lendemain 11 mai, l'expulsion d'une écume sanglante par la bouche et les narines indiquent l'existence d'une hémorrhagie pulmonaire. (Ventouses sèches sur les membres inférieurs. — Julep gommeux avec tannin et opium au 0,05 centigrammes. — Eau hémostatique de Léchelle.)

Enfin, le 20 mai, ces phénomènes disparaissent en partie pour faire place à des accidents nerveux consistant en contractions, convulsions cloniques, hémiplégie incomplète à gauche, c'est-à-dire paralysie de la sensibilité. A ces accidents succèdent, 48 heures après, de la torpeur, de l'immobilité avec des symptômes d'algidité progressive, abaissement de la température et ralentissement de la circulation. (Pouls petit, à 64 pulsations.) Puis, tout à coup, des convulsions se déclarent alternativement toniques et cloniques. Les yeux sont convulsés en haut, la face est contractée, les poings fermés, avec les pouces en dedans, les orteils fortement fléchis, les pieds dans l'extension, les membres étendus et rigides ; puis ces phénomènes bientôt disparaissent pour faire place à un affaissement profond, état comateux auquel succède un nouvel accès convulsif, précurseur de la mort, qui arrive enfin le 24 mai, dans la soirée.

L'autopsie, malheureusement, ne put pas être pratiquée ; mais il ne peut y avoir dans l'esprit de personne l'ombre d'un doute sur la nature de l'affection, à phases multiples, qui a entraîné notre malade après de si longues souffrances. Si l'on se rappelle, en effet, que des troubles de la digestion existaient depuis trois ans, qu'elle avait eu fréquemment dans son enfance des abcès des glandes lymphatiques de la région cervicale, et qu'en définitive, du 10 mars au 24 mai, des hémorrhagies sans fin ont achevé d'appauvrir l'économie, on ne peut être que surpris de la durée de l'affection. L'hypertrophie si évidente de la rate, en dehors de toute influence fébricitante, les troubles très-anciens de la digestion, le sang dont l'altération a été on ne peut plus manifeste par son exhalation à travers toutes les membranes muqueuses ou séreuses, le marasme, et enfin l'augmentation des leucocytes coïncidant avec un abaissement très-apparent des globules rouges, caractérisent suffisamment l'état de *leucémie*. Nous ferons surtout remarquer la terminaison par l'hémorrhagie méningée. Virchow n'a signalé, comme un fait rare, que l'hémorrhagie des centres nerveux; il n'a pas fait mention de celle des enveloppes cérébrales.

Il est aisé d'admettre qu'une telle anormalité du sang ne soit pas restée étrangère à la production des symptômes dont la gravité a apparu dès le commencement. Quand l'hématose est si profondément troublée, quand la circulation a perdu de son activité normale, quand les puissances calorifiques ne s'exercent plus qu'à peine, il n'y a rien d'étonnant à ce que des phénomènes apoplectiformes se produisent. Relativement au traitement, sous l'influence du tannin associé à l'opium, le mélæna a paru s'amender, mais la diminution de l'entérorrhagie ne doit-elle pas être considérée comme funeste, puisqu'elle a coïncidé avec les symptômes morbides des poumons, puis du cerveau?

Cette observation, en outre, présenterait combinées les deux formes de leucémie admises par Virchow, la forme liénale et la forme lymphatique; mais pour nous qui pensons que les glandes lymphatiques doivent participer à l'hypertrophie de la rate, pour constituer la leucocythémie essentielle, nous n'insisterons pas sur ce point. Nous constaterons seulement que l'examen microscopique est conforme entièrement au diagnostic; car les cellules se sont montrées de toutes dimensions, grosses, avec noyaux multiples et simples. Cette augmentation des éléments cellulaires dans le sang a été très-accusée.

Si les travaux les plus récents en physiologie micrographique ont fourni quelques notions sur les fonctions de la rate, l'essence même de la maladie que nous étudions, la relation prochaine qui peut exister entre l'altération de la rate ou des ganglions et celle du sang ne peuvent encore, avec les connaissances actuelles, être nettement et clairement établies. Il est difficile, en effet, même avec les données fournies par la chimie et le microscope, de se faire une idée très-exacte de la pathogénie de la *leucémie*. Nous avons dit qu'elle n'était en quelque sorte qu'une leucocytose durable et progressive. Le mémoire de Virchow sur l'embolie (du 10 avril au 18 septembre, *Union médicale*, 1857), dans la partie relative aux modifications des thrombus, nous a suggéré l'hypothèse suivante. Puisque dans la leucocythémie il y a toujours *hypérinose*, c'est-à-dire augmentation de la fibrine, celle-ci ne pourrait-elle pas être le point de départ de la transformation des globules rouges en globules blancs, et l'origine des hyperplasies organiques que l'on rencontre dans la rate, les ganglions lymphatiques, le foie, etc. ? Dans le mémoire cité plus haut, Virchow dit « qu'il n'a pas pu s'empêcher de revenir à « la transformation particulière que les globules « du sang éprouvent dans les caillots de fibrine « par suite de la rétraction de ces derniers. Faudrait-il donc, en réalité, admettre que les globules du sang pourraient bien être l'origine des « corpuscules du tissu conjonctif qui se développent plus tard? » Il a rencontré quelquefois, dès le sixième jour, en des points isolés du thrombus, de petites cellules rondes, dépourvues de noyaux, et arrivées à un haut degré plus ou moins avancé de la métamorphose graisseuse, et dans quelques cas des globules blancs du sang renfermés dans le thrombus. Cette métamorphose, au dire de l'expérimentateur allemand, peut être si abondante que certaines parties du thrombus étaient tachetées par la masse de cellules se remplissant de granulations graisseuses et de globules. Toutefois, cette transformation rétrograde n'est pas absolue, et il se peut faire qu'une autre portion de globules blancs soit susceptible de se développer. Le caillot doit naturellement renfermer toutes les parties constituantes du sang, et il peut facilement arriver que des globules blancs de tout âge y soient compris : les plus anciens seraient alors ceux qui se détruisent, tandis que les plus jeunes persisteraient et se développeraient. Ce que nous voyons se passer tout localement dans le thrombus qui se forme chez les chiens dans l'artère pulmonaire, autour du fragment de caoutchouc, d'après les expériences de Virchow sur l'embolie, nous paraît assez exactement être la représentation ou l'état corrélatif de certaines *irritations* splanchniques qui, dans des *conditions étiologiques* particulières, donnent lieu à une transformation des globules du sang commençant par la destruction des globules rouges, l'augmentation correspondante des globules blancs et arrivant aux granulations graisseuses qui aideront à la production du tissu conjonctif des nouvelles dégénérescences organiques. Le foie, le cœur devenus graisseux chez le malade de notre première observation, les gouttes huileuses qui se trouvaient dans les veines cave et porte, nous confirmeraient dans cette opinion.

De la transformation relatée plus haut résulterait l'altération, de plus en plus marquée, des principes normaux du sang, l'état dyscrasique, la *cachexie* en un mot.

Telle est la façon dont nous envisageons une des faces de cette grande et importante question des dyscrasies. Dans la *cachexie leucémique*, en particulier (et notre opinion n'infirme en rien les beaux travaux de Virchow), la présence d'un nombre considérable de globules blancs dans la *rate primitivement irritée par des causes spéciales,* peut devenir l'origine des corpuscules du tissu conjonctif d'où résulteront les productions hétéromorphes consécutives, comme notre première observation nous en a surtout fourni un exemple. Les hémorrhagies seront toujours l'indice de l'état de dissolution du sang. Les changements morphiques de la rate, du foie, des glandes lymphatiques, etc., ne sont autre chose que les transformations organiques dues à l'altération progressive des principes normaux du sang, altération dont le caractère essentiel et fondamental est l'exagération des leucocytes.

En résumé :

1° La *leucocytose* est un état dyscrasique du sang, bien distincte de la pyohémie, consistant dans l'augmentation des globules blancs et coïncidant avec l'hypérinose ou exagération de l'exsudation fibrineuse, d'où les altérations du système lymphatique et les dégénérescences tuberculeuses, cancéreuses, etc.

2° La *leucémie* est une leucocytose qui atteint plus profondément le système lymphatique et principalement la rate, et aboutit presque invariablement à la diathèse hémorrhagique. Le microscope démontre, en outre, une diminution très-notable des globules rouges en même temps que la présence des globules blancs à noyau, en nombre plus ou moins considérable.

3° La pathogénie de cette affection (la leucocythémie), bien obscure encore, ne peut être expliquée que par les transformations et dégénérescences successives que fait éprouver aux organes chargés de l'élaboration du sang, l'altération primitive de ce liquide.

4° Des deux observations relatées dans ce mémoire, l'une accompagnée d'autopsie, est un des cas les plus ordinaires de leucémie, comme symptomatologie. C'est la forme entérorrhagique (mélæna). L'influence traumatique est surtout remarquable.

La deuxième observation n'a pas pu être éclairée par l'anatomie pathologique ; mais les symptômes ont été assez tranchés et assez nets pour ne laisser dans l'esprit aucun doute, aucune hésitation. C'est un exemple plus rare de terminaison par hémorrhagie cérébrale et méningée.

5° La leucocytose étant un état intermédiaire et passager, transitoire ou accidentel, une dyscrasie parfois peu avancée, peut être avantageusement combattue par les toniques, les corroborants, les préparations martiales et surtout la limaille de fer fraîchement préparée (préparation recommandée comme très-sûre par M. Boutigny, d'Evreux), le quinquina et les bains sulfureux.

6° Les cas graves de leucémie paraissent être, jusqu'à présent, au-dessus des ressources de l'art. Le traitement qui semble le plus rationnel est celui qui consiste à adjoindre aux moyens employés contre la leucocytose (quinquina associé au fer, etc.), les hémostatiques, et surtout l'eau de Rabel et le perchlorure de fer, pendant les hémorrhagies, le tannin combiné avec l'opium, comme anti-dyscrasique ou plutôt comme moyen de retarder la décomposition organique résultant de la profonde altération du sang. L'avenir nous réserve peut-être un spécifique de la leucémie, comme le fer l'est de la chlorose.

www.ingramcontent.com/pod-product-compliance
Ingram Content Group UK Ltd.
Pitfield, Milton Keynes, MK11 3LW, UK
UKHW022238070726
13613UKWH00004B/2000